ÉTUDE CHIMIQUE ET THÉRAPEUTIQUE

SUR

LES GLYCÉRINES

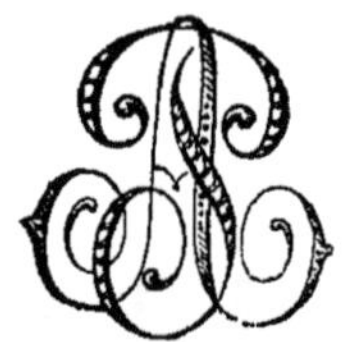

ÉTUDE CHIMIQUE ET THÉRAPEUTIQUE

SUR

LES GLYCÉRINES

PAR

L. PRUNIER,

Docteur en médecine de la Faculté de Paris,
Pharmacien en chef de l'hôpital du Midi et de la Maternité,
Licencié ès sciences physiques,
Ancien préparateur des cours de chimie à l'École supérieur de pharmacie,
Lauréat de l'École de Pharmacie (1er prix, 1866. — 1er accessit, concours 1867),
Lauréat des hôpitaux (1re div. 1re méd. concours 1867),
Médaille de bronze de l'Assistance publique 1868,
Membre de la Société chimique de Paris,
De la Société des pharmaciens en chef des hôpitaux,
Membre et ancien vice-président de la Société d'émulation
pour les sciences pharmaceutiques, etc., etc.

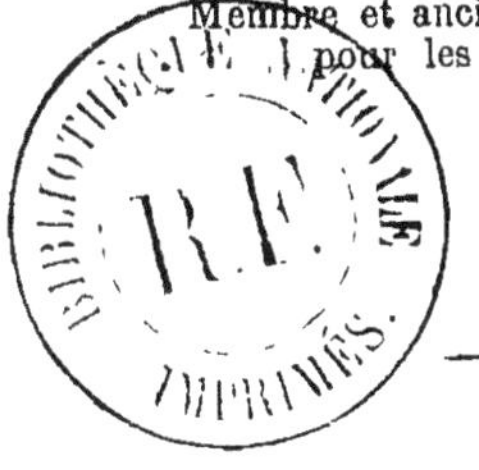
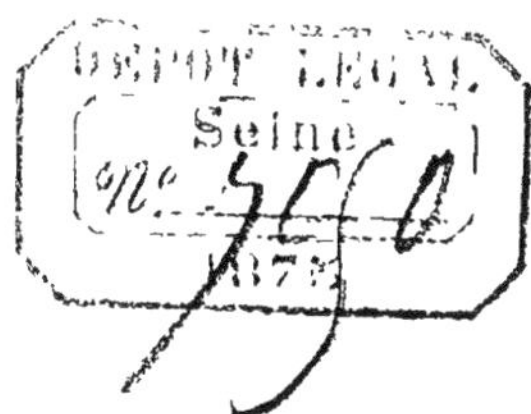

PARIS

LIBRAIRIE J.-B. BAILLIÈRE et FILS
19, Rue Hautefeuille, près du boulevard Saint-Germain.

—

1875

INTRODUCTION

Depuis que, par les travaux de M. Berthelot, la glycérine a été définie chimiquement, et la notion d'alcool polyatomique introduite dans la science, le mot de glycérine présente à l'esprit une idée nette et précise : celle d'un alcool purement triatomique, c'est-à-dire sans mélange d'aucune autre fonction chimique.

La conception ainsi posée d'une manière claire et arrêtée, par suite de la marche naturelle de la science, on a été conduit à la généraliser, et, la synthèse aidant, à prévoir qu'on formerait tôt ou tard d'autres glycérines.

Le présent travail est destiné à rapporter les résultats obtenus dans ce sens, et à reproduire, à ce point de vue, l'état actuel de nos connaissances, en y ajoutant quelques faits nouveaux.

Pendant longtemps la glycérine est restée complétement isolée, et c'est seulement dans ces dernières années que des travaux intéressants sont venus lui constituer en quelque sorte un commencement de famille.

Le premier en date est dû à M. Bauer qui a fait connaître en 1861 une amylglycérine. Ce corps représente le second des homologues de la glycérine prévus par la théorie : il appartient à la série amylique.

Le second, tout récent, est dû à M. Grimaux, professeur agrégé de la Faculté, qui a découvert la stycérine, laquelle appartient à la série aromatique.

La stycérine paraît être aux glycérines ce qu'est l'alcool benzylique aux alcools monoatomiques ordinaires. — Avec cette différence bien entendu, différence nécessaire, que le groupe méthylique est ici remplacé par le groupe glycérique.

Entre la glycérine ordinaire ou propylique, et la glycérine amylique de M. Bauer, restait une place vide pour la glycérine butylique sur laquelle on n'avait encore de données d'aucune sorte. C'est cette lacune que je me suis proposé de combler.

Dans une étude consacrée *aux glycérines*, la part de la glycérine ordinaire ou propylique est de beaucoup prépondérante à tous les points de vue.

C'est pourquoi, des deux parties en lesquelles ce travail est divisé tout d'abord, la première lui est exclusivement consacrée.

La seconde partie est formée par l'histoire des autres glycérines.

Quatre chapitres composent la premièrepartie :

Le premier est réservé à l'historique de la glycérine, le second à la préparation et aux propriétés générales.

Le troisième chapitre est divisé en deux grands paragraphes, dont l'un renferme le résumé des applications

thérapeutiques de la glycérine à la médecine et à la chirurgie, et dont le second, pharmacologique, est consacrée à
l'étude de la nouvelle forme de médicaments qui ont pour
base la glycérine.

Le quatrième chapitre traite très-succinctement des propriétés chimiques, des réactions et des combinaisons de la
glycérine.

Dans toute cette première partie, il n'y a de nouveau
que les quelques expériences personnelles relatées à la fin
du quatrième chapitre, et qui ont trait à la préparation
de la monométhyline qui se trouve obtenue pour la première fois.

La seconde partie se divise en trois chapitres. Dans le
premier on a rassemblé les principaux faits de l'histoire
chimique de l'amylglycérine et de la stycérine.

Au paragraphe relatif à l'amylglycérine, on rencontrera
une modification au procédé de M. Bauer, modification
qui permet d'obtenir plus rapidement l'amylglycérine ou
du moins un isomère.

Enfin, dans les chapitres second et troisième se trouve
l'exposé des expériences entreprises en vue d'obtenir une
glycérine butylique.

Le chapitre deux est consacré à l'étude des composés
chlorosubstitués de la série isobutylique.

Le chapitre troisième et dernier se compose de la relation
des expériences effectuéespour oxyder ces produits et

chercher à isoler l'alcool triatomique, ainsi que de la description et de la discussion des propriétés constatées sur le nouveau corps.

Après avoir exposé les divisions de mon travail, il me reste à dire combien je suis reconnaissant du bienveillant accueil qui lui a été fait par l'illustre Doyen de cette Faculté. Il a bien voulu accepter de présider cette thèse, ce que je tiens à grand honneur.

Je saisis avec empressement cette occasion de lui offrir publiquement tous mes remercîments, avec l'hommage de ma respectueuse admiration

Comme ces recherches ont été faites au laboratoire de M. Berthelot, elles ont l'avantage bien précieux, mais trop peu mérité, de se produire sous le patronage de ces deux grands noms de maîtres parmi les maîtres.

ÉTUDE CHIMIQUE ET THÉRAPEUTIQUE

SUR

LES GLYCÉRINES

PREMIÈRE PARTIE

DE LA GLYCÉRINE ORDINAIRE OU GLYCÉRINE PROPYLIQUE.

CHAPITRE PREMIER

Historique.

La glycérine a été découverte en 1779 par Scheele, qui la retira des huiles d'olives, d'amandes, de lin, de navette, ainsi que du beurre et de l'axonge.

Il lui donna le nom de *principe doux des huiles*, mais on la considérait alors comme une matière gommeuse et comme accidentelle.

Malgré quelques vues rationnelles de Berthollet, Fourcroy, en 1800, considérait la saponification comme une oxydation des huiles.

En 1815, Braconnot (1) commençait à rejeter les idées de Fourcroy, et c'est à la même époque environ que M. Chevreul (2) fixait définitivement la nature des corps gras. Cet

(1) Ann. de Chimie, t. XCIII, p. 271, 1815.
(2) Ann. de Chimie, t. LXXXVIII, p. 226, 1813.

illustre savant, par une série de recherches analytiques, montra que les corps gras sont des mélanges en proportions variables, d'un certain nombre de principes définis, neutres, tels que la margarine, la stéarine, l'oléine, pour citer les principaux.

Enfin, il fit voir que tous ces principes jouissaient d'une même propriété caractéristique : celle de se dédoubler sous des influences variées en deux corps, d'une part un acide gras; d'autre part la glycérine.

Ces mémorables travaux eurent non-seulement un retentissement scientifique considérable, mais ils furent bientôt l'objet d'applications pratiques d'une haute importance, et produisirent, comme corollaire, la création de l'industrie des bougies stéariques.

Les travaux de M. Chevreul ont fait époque, et, sur ce point, pendant quarante ans, la science n'ajouta rien de décisif.

Car, si dans cette longue période, on trouve à citer, en 1836, les travaux de Pelouze sur les acides glycériphosphorique et glycérisulfurique, ceux de Redtenbacher, et plus tard ceux de Pelouze et Gélis (1) sur la combinaison de la glycérine avec un acide végétal, l'acide butyrique, et par suite sur la butyrine, le premier en date des éthers artificiels de la glycérine ; ces travaux, d'une importance réelle, n'en étaient pas moins difficiles à interpréter, et, dans tous les cas, subordonnés à ceux de M. Chevreul.

Or, les recherches de ce savant laissaient planer une certaine incertitude sur la constitution des corps gras, en tant qu'éthers de la glycérine.

C'est M. Berthelot qui, de 1854 à 1858, dans une série de mémoires d'une importance capitale insérés principale-

(1) Ann. de Ch. et de Phys. (3), t. X, p. 455.

ment aux Annales de Chimie et de Physique, fixa la constitution des corps gras et détermina la nature et le rôle
chimique de la glycérine.

Ces travaux, qui ont commencé dans la science une véritable révolution, en y introduisant définitivement les méthodes synthétiques, et qui sont devenus classiques en
quelque sorte, au moment même de leur apparition, ces
travaux sont présents à la mémoire de tous les chimistes,
et à tel point que ce serait chose oiseuse de les rappeler ici.

Je me bornerai donc à énoncer les principaux résultats
pour marquer le progrès nouveau et décisif survenu dans
la question qui nous occupe.

1⁰ La glycérine est un alcool triatomique ;

2ᵉ Les corps gras neutres sont les éthers de cet alcool et
des acides gras proprement dits.

Mais nous devons aller plus loin et suivre pas à pas les
progrès de la question.

Bien qu'ils aient été obtenus presqu'exclusivement par
synthèse, ces résultats si intéressants des expériences de
M. Berthelot ne sont pas des synthèses totales.

Lui-même a pris soin (1) de définir ce qu'il faut entendre
par ce mot, en fournissant à l'appui des exemples aussi
variés qu'importants et décisifs.

Pour être un produit de synthèse totale, un corps doit
être formé à partir des éléments. Or, les corps gras
ont été reproduits à partir de la glycérine et des
acides gras ; ce sont par conséquent des exemples de
reproduction artificielle.

La glycérine restait donc jusqu'alors un produit fourni
exclusivement par l'analyse.

(1) Leçons sur les méthodes générales de synthèse en chimie organique, professées au Collège de France, Paris, 1864.

Cependant la théorie faisait prévoir que la glycérine, comme tous les corps de la chimie, devait s'obtenir artificiellement et même par la synthèse totale.

Le premier pas a été franchi par M. Wurtz : le second l'a été tout dernièrement par MM. Friedel et Silva, ainsi que nous allons l'exposer brièvement.

En mettant l'iodure d'allyle en présence d'un excès de brôme, M. Wurtz (1) a obtenu du tribomure d'allyle $C^6H^5 Br^3$ isomère avec le bromure de propylène bromé et la tribomlydrine. Ce tribromure traité par l'acétate d'argent a fourni de la triacétine, laquelle peut être transformée en glycérine par la saponification.

De la sorte se trouvait magistralement réalisée la formation artificielle de la glycérine.

Enfin tout dernièrement, MM. Friedel et Silva, ont annoncé dans deux notes (2), publiées au Comptes-Rendus de l'Académie des Sciences, que la glycérine pouvait être produite en partant du propylène.

Le propylène pouvant être formé à partir des éléments, nous sommes ici en présence d'une synthèse totale.

Le propylène est d'abord transformé en chlorure de propylène $C^4H^6Cl^2$. Après purification, il est chauffé à 140^0 en tubes scellés, avec du protochlorure d'iode sec.

On sépare le produit, on le fractionne, et la portion qui bout de 150^0 à 160^0 est portée pendant 12 heures à la température de 180^0, dans des tubes scellés, en présence de 20 parties d'eau environ.

On filtre pour séparer les matières goudronneuses, on sature par le carbonate d'argent, on filtre de nouveau et après avoir enlevé l'excès d'argent au moyen, soit de l'hydrogène sulfuré, soit de l'acide chlorhydrique, on obtient

(1) Ann. de Ch. et de Phys. (3), t. LI, p. 91, 1857.
(2) Comptes-Rendus, t. LXXIV, p. 805, et t. LXXVI, p. 1594.

un liquide peu coloré qui, par évaporation dans le vide, fournit la glycérine.

Ici se termine évidemment l'historique de la glycérine.

CHAPITRE II.

Préparation et propriétés générales.

§ 1. — *Préparation industrielle de la glycérine.*

Jusqu'à présent la formation synthétique de la glycérine est pénible, et fournit en tout cas fort peu de produit. C'est donc par l'analyse que l'on prépare en grand la glycérine, et, pour y arriver on a recours à la *Saponification.* On appelle ainsi, comme on sait, l'opération qui consiste à séparer les glycérides en acides et en glycérine en fixant les éléments de l'eau.

La glycérine est donc un produit constant de la saponification, qui peut d'ailleurs s'effectuer soit au moyen des alcalis, soit au moyen des acides, soit enfin par l'action de la vapeur d'eau surchauffée.

Dans la préparation de l'emplâtre simple, la saponification se fait au moyen de l'oxyde de plomb et c'est ainsi qu'on a d'abord préparé la glycérine. On sépare la portion aqueuse, on y fait passer un courant d'acide sulfhydrique qui précipite le plomb, on filtre et on évapore au bain-marie. La glycérine ainsi obtenue est généralement colorée et contient encore des traces de plomb.

On peut aussi tirer de la glycérine des eaux-mères alcalines provenant de la fabrication des savons, mais ce procédé, qui exige l'emploi de l'alcool, n'est pas usité dans l'industrie.

Dans la fabrication des bougies stéariques, la saponification s'opère au moyen de la chaux. Les eaux-mères de cette fabrication ont été exploitées pour l'extraction de la glycérine au moyen d'un procédé dû à M. Cap, et grâce auquel on a pu, pour la première fois, fabriquer en grand la glycérine.

Les eaux-mères, traitées par l'acide sulfurique en léger excès, qui précipite la chaux, sont concentrées jusqu'à ce qu'elles atteignent la densité 1,07; elles sont alors saturées par le carbonate de chaux, et évaporées jusqu'à 1,87 de densité (24° Baumé). On laisse refroidir, le sulfate de chaux se sépare, on filtre, ou concentre jusqu'à 28° Baumé et on décolore par le noir animal.

La glycérine qu'on obtient ainsi renferme de la chaux et doit être exclue de l'usage médical, à moins qu'on ne l'ait purifiée par distillation au moyen de la vapeur d'eau surchauffée, ce qui nous amène au procédé actuellement suivi de préférence, puisque la vapeur surchauffée suffit non-seulement pour purifier, mais aussi pour séparer la glycérine en saponifiant directement les corps gras, et pour l'isoler du même coup, en se servant d'un condensateur à compartiments.

La saponification des corps gras par la vapeur d'eau est due à Chevreul et Gay-Lussac, qui l'indiquèrent en 1825, mais on opérait à une température trop haute pour éviter la destruction de la glycérine.

C'est en 1854 que MM. Wilson et Payne ont inventé le procédé qui fournit à la fois les acides gras et la glycérine. Ce procédé, en ce moment exploité par la maison Price et Cie, de Londres, livre actuellement au commerce en quantités considérables la glycérine, dite anglaise, dont la pureté et la limpidité sont bien connues.

L'opération s'exécute de la manière suivante : l'alambic est chauffé à feu nu, mais la cheminée est munie d'un registre qui permet de régler la température. Cette dernière est indiquée par un thermomètre qui ne doit jamais marquer moins de 288° ni plus de 315°. En ayant soin de se maintenir dans ces limites, la glycérine distille sans altération. Si la température dépasse sensiblement 315° on en est averti par la production de l'acroléine, surtout si la vapeur n'arrive pas en quantité suffisante. Dans ce cas, les personnes placées auprès de l'appareil éprouveront le larmoiement caractéristique de la présence de ce corps, même en très-faible proportion, dans l'atmosphère.

On introduit donc les corps gras dans la cucurbite, on les fond, et l'on fait arriver de la vapeur surchauffée à la partie inférieure, de façon qu'elle traverse la masse sous forme de filets nombreux, puis on chauffe, dans les limites indiquées ci-dessus. La chaleur doit être surtout apportée par le courant de vapeur qui maintient l'élévation de température au degré convenable.

Le condensateur doit offrir une grande surface réfrigérante, il est généralement à compartiments. Dans les premiers on recueille les acides gras, dans les derniers on trouve l'eau et la glycérine. Comme il n'est pas utile de maintenir de pression dans l'appareil, le dernier compartiment s'ouvre directement dans l'atmosphère.

Il est évident d'ailleurs que l'appareil et le mode opératoire peut s'appliquer à la purification par distillation des glycérines obtenues par les autres procédés.

Grâce à tous ces perfectionnements, la production et la consommation de la glycérine, nulles il y a 25 ans, se chiffrent actuellement par centaines de mille kilogrammes.

§ 2. — *Propriétés physiques la glycérine.*

La glycérine, telle qu'elle se présente généralement, est un liquide sirupeux, incolore, inodore à froid, présentant à chaud une odeur spéciale; la densité est de 1,26 à + 15°

Elle est très-déliquescente, son goût est sucré et alcoolique à la fois, elle se mêle en toutes proportions avec l'eau et l'alcool absolu, elle est presque totalement insoluble dans l'éther, dans les huiles essentielles, dans les huiles grasses et dans le chloroforme.

Jusqu'à ces derniers temps, on ne connaissait pas la glycérine à l'état solide. C'est en 1867, pour la première fois, que l'on a constaté en Angleterre la formation d'aiguilles cristallines blanches, dans des tonneaux de glycérine, sous l'influence du froid.

Cette glycérine solide présentait une densité de 1,268, et sa température de fusion était comprise entre 7° et 8° d'après M. Crookes.

On est parvenu depuis à faire cristalliser nettement la glycérine, et, le 16 avril 1875, M. A. Henninger a pu présenter à la Société Chimique un échantillon cristallisé de glycérine pure.

La cristallisation de ce corps s'effectue quand on ajoute à de la glycérine pure et refroidie un cristal préalablement obtenu, mais elle est plus rapide dans l'eau glacée que dans un mélange réfrigérant marquant — 20° par exemple.

Résultat dû évidemment à la viscosité plus ou moins grande de la glycérine.

La forme cristalline de la glycérine a été tout récemment déterminée par M. de Lang (1) à qui sont empruntés les résultats suivants :

La glycérine se présente en grands cristaux qui restent brillants tant qu'ils restent dans leur eau-mère, mais qui sont déliquescents à l'air. On n'a pu les mesurer qu'au goniomètre d'application.

Leur forme est orthorhombique. Les cristaux présentent les faces e^1, g^1, dominantes et formant un prisme, $b^1{}_1{}^2$, a^1.

(1) Deutsche chemische Gesellschaft, t. VII, p. 1318.

Les faces $b^1 l^2$ présentent souvent l'hémiédrie tétraé-
drique.

Les cristaux de glycérine fondent à 17°-18°, d'après
M. Henninger, et son point d'ébullition est à 179°-180° sous
la pression de 20^{mm}. A la pression ordinaire, la glycérine
bout difficilement. Chauffée brusquement la plus grande
partie distillée entre 275° et 280°.

Dans ces derniers temps toutefois, MM. Oppenheim
et Salzmann (1) ayant repris les expériences sur le point
d'ébullition de la glycérine, sont arrivés à 290°,4 (corrigé),
pour la température d'ébullition de la glycérine, résultat
concordant avec le chiffre donné déjà par M. Mendeleef.

La glycérine pure, chauffée à 150°, brûle avec une flamme
bleue, peu éclairante, sans laisser de résidu, ni répandre
d'odeur (2). Quand elle a une densité inférieure à 1,26
elle peut brûler de même, mais seulement au moyen d'une
mèche.

En présence de la vapeur d'eau la glycérine est entraînée
et distillée à une température de beaucoup inférieure à son
point d'ébullition.

Dès la température de 100° le phénomène est sensible à
la pression ordinaire et, dans le vide, il se produit à une
température bien inférieure. Nous avons vu, du reste, que
la préparation industrielle de la glycérine pure est fondée
en partie sur cette propriété.

Les usages de la glycérine sont fort nombreux. On s'en
sert pour maintenir humide la colle des tisserands, ce qui
leur permet de s'installer ailleurs que dans les caves mal-
saines.

De même pour l'argile à modeler, les cuirs non tannés,
les mortiers, etc.

(1) Deutsche chemische Gesellschaft, t. VII, p. 1622, et Bulletin de
la Soc. Chim., t. XXIV, p. 27.
(2) Godeffroy, Deustche chemische Gesellschaft, t. VII, p. 1566.

Prunier.   2

On s'en sert pour empêcher l'efflorescence des sels sur le carmin d'indigo desséché, pour dissoudre le violet d'aniline, l'albumine, la gomme. Elle peut servir de dissolvant pour extraire les arômes des fleurs ; l'horlogerie l'utilise pour faciliter le glissement des rouages délicats. Comme elle reste liquide aux basses températures, on l'a employée au lieu d'eau pendant l'hiver pour les compteurs à gaz.

Mais, de toutes les applications de la glycérine, la plus importante, sans contredit, est celle qu'on en a faite à la médecine et à la chirurgie, et c'est ce dont nous allons nous occuper maintenant.

CHAPITRE III.

Thérapeutique.

§ I. *Applications principales de la glycérine à la médecine et à la chirurgie.*

Action de la glycérine sur les tissus. — La glycérine, étendue sur la peau, y détermine une sensation de fraîcheur. Elle absorbe l'eau et entretient une humidité persistante.

Pendant les grands froids, on s'en sert en Russie pour éviter l'action du givre sur le visage, dans les voyages en traîneau.

Lorsque le tégument externe reste longtemps imbibé de glycérine à la température ordinaire, il y a gonflement des cellules épithéliales ; les couches superficielles de l'épiderme se détachent au moindre frottement, en laissant à nu les couches jeunes et vivantes.

Reste à savoir si l'action dépasse le système cutané, et si l'absorption se fait au-delà. Les expériences de M. Hébert (1) et de Réveil sont pour l'affirmative. Demarquay, dans ses expériences, au contraire, a constaté des résultats négatifs (2).

Sur le derme dénudé, la glycérine produit une cuisson, mais supportable. Cette cuisson est due, d'après Demarquay, à l'absorption, par la glycérine, de l'eau existant à la surface humide du derme, et il en conclut que la glycérine est cicatrisante.

A l'intérieur, la glycérine s'ingère et se digère facilement; à dose élevée (20 à 60 gr.), elle est légèrement purgative.

A dose plus faible, mais répétée, trois cuillerées par jour environ, la glycérine serait un succédané de l'huile de foie de morue, d'après M. Lander Lindsay. Ces expériences, faites d'abord en Angleterrre et en Ecosse, ont, depuis, été reprises en France. Les résultats ont été concordants, sauf quelques réserves. La glycérine devrait donc prendre place parmi les reconstituants.

La glycérine existe normalement en quantités considérables dans l'économie, mais à l'état de combinaison sous forme de matières grasses. Le plus souvent ces matières grasses proviennent de l'alimentation, mais l'expérience démontre que la glycérine peut provenir aussi des hydrates de carbone. On peut en effet engraisser des chiens en leur donnant exclusivement de la viande maigre, de la fécule et des acides gras à l'état de savons alcalins (3). Dans ce cas, la glycérine provient du dédoublement des

(1) Dé l'absorption par le tégument externe. Thèses de doctorat Paris, 1861.

(2) Demarquay. De la lycérine et de ses applications à la Médecine et à la Chirurgie, Paris, 1837, p. 87 et suiv.

(3) Gautier, Chimie physiologique, t. 1or, p. 340.

hydrates de carbone transformés en sucres, conformément aux expériences de M. Pasteur.

C'est principalement comme topique, en applications externes, que la médecine utilise la glycérine. On s'en sert soit à l'état isolé, soit surtout sous forme de glycérolés ou glycérés, dont le nombre s'accroît sans cesse, et pour la préparation desquels on utilise les propriétés et les solubilités de la glycérine. On trouvera au paragraphe suivant ce qui se rapporte à ce sujet.

La glycérine a été employée par MM. Turnbull et Wakley, en Angleterre, dans le traitement des maladies de l'oreille externe.

Puis en France, par MM. Foucher et Debout, pour les maladies des yeux. C'est ici surtout que l'emploi d'une glycérine absolument pure est de rigueur. On s'en sert seule, ou en collyres liquides (Foucher), ou encore à l'état de glycérés presque solides (Debout). La glycérine s'applique aussi au traitement des maladies de peau de nature fébrile, et notamment de l'érysipèle, dont elle paraît modifier avantageusement la marche. Dans les autres maladies cutanées non fébriles, on l'associe fréquemment à d'autres substances, comme le goudron, l'alun, le calomel, le perchlorure de fer, le biiodure de mercure, le tannin, le soufre, etc. Elle a été employée par M. le professeur Gubler, dans le traitement de l'*acné sebacea* (1).

En outre, on a appliqué la glycérine, ou plutôt différents glycérolés, au traitement des maladies des fosses nasales, de la bouche, du pharynx, du larynx, et même de la trachée.

Mais c'est surtout pour les maladies des organes génito-urinaires ; chez l'homme, la balano-posthite, l'uréthrite ;

(1) Société de thérapeutique, février 1869.

chèz la femme, les vaginites et les maladies du col de l'u-
térus, avec écoulement ; c'est dans ces affections surtout
qu'on a à se louer de l'action de la glycérine, principalement lorsqu'elle sert de dissolvant à une forte proportion
de tannin. Demarquay déclare qu'il n'a vu aucune vaginite
résister à cette médication bien pratiquée.

En Amérique, Andrews, de Chicago, emploie la glycérine pour la conservation du vaccin. On broie une croûte
vaccinale, et on introduit le produit dans une fiole contenant un peu de glycérine, la solution se fait peu à peu.

En outre, la glycérine a été appliquée à la micrographie,
par le professeur Robin, et lui a servi notamment pour la
découverte des ostéoplastes.

Signalons enfin, pour mémoire, l'emploi de la nitro-gly-
cérine, que l'on a conseillée, à doses homœopatiques contre
les névralgies. Ce composé, qui est un véritable éther de la
glycérine, porte alors le nom de *Glonoïne*, destiné à rappeler
son origine.

Les propriétés toxiques de ce corps ont été singulièrement exagérées, ainsi que l'ont reconnu Fuller et Harley,
dont les observations ont été confirmées par le professeur
Vulpian.

De la glycérine au point de vue chirurgical. — C'est Demarquay qui a, l'un des premiers, employé la glycérine
dans le pansement des plaies (1). On s'en sert comme de cérat, en ayant soin de bien imbiber la charpie ou le linge
fenêtré qu'on emploie.

Les pansements se font rapidement et avec beaucoup de
facilité, et sans qu'il soit besoin de laver et nettoyer les
bords de la plaie. En outre, la glycérine maintient l'irrita-

_____

(1) Demarquay, *loc. cit.*

tion au degré convenable pour favoriser la cicatrisation qui s'opère dans d'excellentes conditions (1).

Enfin, toujours d'après Demarquay, qui s'appuie ici sur l'autorité de Denonvilliers grâce au pansement à la glycérine « l'érysipèle, l'infection purulente, la pourriture d'hôpital, deviennent aussi rares qu'ils étaient fréquents auparavant » avec les anciens pansements.

Non-seulement la glycérine prévient ces complications redoutables; mais, employée pour le pansement des plaies de mauvais aspect, elle les déterge et les ramène à l'état de plaies récentes si elles sont anciennes (2). Enfin, Demarquay se loue de l'action de la glycérine sur les brûlures, les ulcères et les cancers; il la conseille aussi en injections dans les abcès profonds, les clapiers, les trajets fistuleux.

En présence des succès annoncés par lui, en 1855, l'Académie de médecine fit demander au baron Larrey, un rapport sur ce sujet. Après huit mois d'expériences au Val-de-Grâce, le rapport fut rédigé. Tout en reconnaissant à la glycérine beaucoup d'avantages, ainsi que nous l'avons vu plus haut, il conclut néanmoins en faveur du cérat.

Les objections principales portent sur les sensations de picotement, de cuisson, de douleur même, consécutives à l'emploi de la glycérine, et qui peuvent aller jusqu'à rendre le pansement insupportable.

Sans contester les résultats observés par M. Larrey, Demarquay soutient cependant qu'ils sont dus à l'impureté de la glycérine, et il est en effet bien vraisemblable qu'en 1855, il devait être fort difficile de se procurer de la glycérine réellement pure.

Au surplus, il n'entre pas dans notre intention de don-

(1) Larrey, Rapport à l'Académie de Médecine, 1856.
(2) Demarquay, *loc. cit.*

ner ici la préférence à un traitement plutôt qu'à l'autre. Ceci nous paraît hors de propos, puisque chacune des médications en présence, agissant d'une manière particulière, répond à un ordre d'indications différent.

C'est au praticien à se décider, suivant les cas, pour l'une ou pour l'autre.

Quoi qu'il en soit, la glycérine, douée de propriétés précieuses, qui découlent et de sa fonction alcoolique et de sa composition élémentaire, capable en outre de dissoudre un grand nombre de corps insolubles ou peu solubles dans les autres véhicules, la glycérine, quand elle est pure, peut rendre et rend effectivement de grands services à la médecine.

Nous allons nous occuper maintenant des conditions qui président à son emploi pharmaceutique.

§ II. *Pharmacologie.*

Les applications médicales et chirurgicales de la glycérine ont eu pour conséquence la création d'une nouvelle forme pharmaceutique, et nous trouvons inscrites au Codex de 1867 sept préparations nouvelles, sans parler de la glycérine, et désignées sous le nom de *glycérés*.

En dehors de ces préparations officinales, le nombre des formules magistrales est indéfini.

Etudions maintenant au point de vue pharmaceutique la glycérine employée : premièrement seule ; secondement associée à d'autres substances.

Tout ce qui a trait à l'emploi de la glycérine seule est subordonné à la constatation de sa pureté. Car d'une part, la glycérine étant fabriquée en grand, on va la chercher dans le commerce; et d'autre part, pour les applications

médicales, elle doit être pure; c'est ce qui ressort surabon-
damment de tout ce que nous avons vu dans le précédent
paragraphe. Pour les maladies des yeux surtout, la condi-
tion est absolue.

On trouve dans le commerce, ainsi que nous l'avons vu
dans le Chapitre II, des glycérines venant ordinairement
d'Angleterre, obtenues par distillation, et dont la pureté
ne laisse rien à désirer. Mais, comme il s'y trouve aussi
des glycérines impures et par suite nuisibles, sinon dange-
reuses, nous dirons quelques mots de l'essai de la glycérine.

La glycérine employée en médecine doit être neutre, ce
qui exclut les acides et les alcalis libres ; elle doit être incolore et inodore. La densité est de 1,26, l'acide sulfhy-
rique n'y doit produire aucun trouble, non plus que les
sels de plomb et d'argent.

Mais cela ne suffit pas encore, et l'on a des exemples de
glycérines satisfaisant à ces conditions, et dont l'action,
loin d'être calmante, est souvent fort irritante. Ces glycérines, quoique neutres, renferment séparément ou à la fois
les acides formique, oxalique ou même butyrique à l'état
de combinaison (1).

Dans le cas des deux premiers acides, le mélange, à volumes égaux, d'acide sulfurique et de la glycérine à essayer,
dégage un gaz formé d'acide carbonique et d'oxyde de carbone, ce qui n'a pas lieu avec la glycérine pure.

Dans le cas où c'est de l'acide butyrique (2), on mélange
la glycérine avec de l'alcool fort et de l'acide sulfurique à
66° ; il se forme immédiatement de l'éther butyrique re-
connaissable à son odeur.

On peut aussi avoir à examiner une glycérine falsifiée

(1) Bulletin de la Soc. Chim.. 1867, t. VII, p. 538.
(2) Bulletin de la Soc. Chim., 1868, t. IX, p. 422.

avec de la gomme on des matières sucrées. Plusieurs moyens de déceler cette falsification ont été proposés. L'un est basé sur ce que la glycérine étendue d'eau et additionnée de quelques gouttes d'acide azotique ne change pas de couleur quand on la chauffe avec du molybdate d'ammoniaque, tandis que, quand elle renferme du sucre ou de la dextrine, elle se colore manifestement en bleu (1).

On peut aussi reconnaître le glucose à ses réactions ordinaires, notamment celle des alcalis caustiques à l'ébullition. Le glucose noircit, ce que ne fait pas la glycérine ni le sucre de canne.

Le sucre de canne se reconnaît par l'action de l'acide sulfurique étendu sur le liquide maintenu au bain-marie. Lorsque l'eau s'est évaporée, on voit apparaître une coloration noire s'il y a du sucre de canne (Palm) (2).

Il est évident, du reste, qu'au point de vue médical, la falsification par les matières sucrées est bien moins redou table que les autres.

La pureté d'une glycérine une fois constatée, on se trouve en possession de la matière première qui sert à préparer les différents médicaments désignés par le Codex sous le nom de *Glycérés*, mais auxquels une habitude déjà ancienne, avait imposé dans la pratique les noms de *Glycérolés* et de *Glycérats*.

Pour préciser la signification de ces termes, employés jusqu'alors à peu près indifféremment, M. Dorvault propose de désigner sous le nom de glycérolés les préparations liquides obtenues par solution dans la glycérine. Tandis que les noms de glycérés ou glycérats seraient réservés aux préparations de consistance molle ou solide.

Quoi qu'il en soit, ce qui domine la préparation des mé-

(1) Bulletin de la Soc. Chim., 1868, t. X, p. 322.
(2) Ann. de Chim, 1862, p. 486.

dicaments composés qui ont pour base la glycérine (et auxquels désormais nous donnerons le nom de glycérés pour nous conformer au Codex), c'est d'une part l'étude des incompatibilités, d'autre part, celle des solubilités.

La connaissance des incompatibilités résulte de celle des propriétés chimiques de la glycérine. Il est évident que, si l'on tient à lui conserver ses propriétés normales, il faut éviter de lui associer les corps qui, en l'attaquant chimiquement, la transforment en composés de propriétés nouvelles et parfois inattendues. On trouvera les renseignements nécessaires dans le Chapitre IV, consacré aux réactions chimiques de la glycérine.

Nous n'insisterons pas davantage sur ce point de vue, qui doit surtout guider le médecin dans la prescription des médicaments dits magistaux, et nous passons à l'examen des solubilités.

A cet égard, en outre des travaux de M. Berthelot sur la solubilité de la chaux dans la glycérine, on possède des renseignements fournis premièrement par MM. Cap et Garot (1), à l'époque où ils ont introduit dans la pharmacie l'usage de la glycérine. Puis, ceux qu'a fait connaître M. Surun (2), qui a publié à ce point de vue une étude trèssoignée sur la glycérine.

Voici les résultats de M. Surun : 100 grammes de glycérine dissolvent :

Brome..........................	en toute proportion
Iode..........................	1,90 gr.
Soufre........................	0,10 »
Phosphore.....................	0,20 »
Bromure de potassium..........	25,00 »
Proto-bromure de mercure......	insoluble
Iodure de potassium...........	40 gr.

(1) Mémoire sur la glycérine et ses applications aux diverses branches de l'art médical, in-8°, 1854.

(2) Surun, Thèses de l'Ecole de pharmacie, 1862.

Ioduré de zinc....................	40 »
Proto iodure de fer..............	en toute proportion
Iodure de plomb.................	insoluble
Proto-ioduré de mercure.........	—
Biiodure de mercure.............	—
Sulfure de carbone..............	—
Monosulfure de sodium..........	en toute proportion
Persulfure de potassium.........	25 gr.
Cyanure de potassium...........	32 »
— de mercure.............	27 »
Chlorhydrate d'ammoniaque.....	20 »
Chlorure de sodium.............	20 »
— de baryum.............	10 »
Chlorure de zinc................	50 »
— d'antimoine (proto).....	en toute proportion
— de fer (per).............	—
— de mercure (bi)........	7,50 gr.
— — (proto)......	insoluble
Chlorate de potasse.............	3,30 gr.
Hypochlor. de potasse et de soude.	en toute proportion
Acide arsénieux................	20 gr.
— arsénique...............	20 »
Arséniate de soude et de potasse..	50 »
Acides sulfurique, azotique, phos-phorique, chlorhydrique, acé-tique, tartrique, citrique, lacti-que.........................	en toute proportion
Acide chromique................	décomposé
— oxalique...............	15 gr.
— borique................	10 »
— benzoïque..............	10 »
— nitrique................	insoluble
Ammoniaque, potasse et soude..	en toute proportion
Carbonate de soude.............	98 gr.
Bicarbonate....................	8 »
Carbonate d'ammoniaque...	20 »
Urée	50 »
Borate de soude................	60 »
Alun..........................	40 »
Sulfate de fer (proto)...........	25 »

Sulfate de zinc...............	35 »
— de cuivre..............	30 »
Azotat. d'arg. dans la glycér. pure.	en toute proportion
Bichromate de potasse..........	est décomposé
Permanganate de potasse........	—
Acétate neutre de plomb........	2,000 gr.
— de cuivre..............	10,00
Emétique....................	5,50 gr.
Tartrate de potasse et de fer......	8,00
Lactate de fer...............	10,00
Tannin................	50,00
Quinine en cinchonine..........	0,50 gr.
Sulfate de quinine.............	2,75 »
— de cinchonine..........	6,70 »
Codéine....................	en toute proportion
Morphine...................	0,45 gr.
Chlorhydrate de morphine......	20,00
Atropine...................	3,00
Sulfate d'atropine............	33,00
Strychnine.................	0,25
Sulfate de strychnine..........	22,50 gr.
Brucine....................	2,25 »
Vératrine..................	1,00 »

Les gommes, les sucres, les matières colorantes, les sucs végétaux, l'alcool, les teintures, les extraits, les savons, la créosote, certaines matières azotées, l'albumine de l'œuf sont solubles dans la glycérine.

Sont insolubles : le chloroforme, l'éther, les huiles fixes et volatiles, le camphre, la benzine, les acides gras, les résines. Telles sont les données principales que l'on possède sur ce sujet.

En les comparant aux solubilités des mêmes corps dans l'eau et dans l'alcool, on reconnaît que, d'une manière générale, la glycérine leur est intermédiaire, tout en présentant certaines solubilités singulières comme celle du borax.

Les règles à suivre dans la préparation des glycérés s'ensuivent naturellement, comme aussi certaines modifications rationnelles à d'autres formules. Pour préciser ici ma pensée, je rappellerai qu'on a proposé dernièrement de remplacer l'huile par la glycérine dans la préparation du baume tranquille. Il est évident qu'on obtient de la sorte un médicament énergique, à la place d'une préparation presque insignifiante.

Nous ne nous engagerons pas dans l'énumération des innombrables formules magistrales où figure la glycérine, et nous nous bornerons, en terminant ce chapitre, à donner les formules des glycérés admis au Codex.

1° *Glycéré d'amidon.*

Amidon .. 10
Glycérine.. 150
Quelques gouttes d'eau facilitent l'opération.

2° *Glycéré d'iodure de potassium.*

Iodure de potassium.... 4
Glycéré d'amidon....... 30

3° *Glycéré d'iodure de potassium ioduré.*

Iodure de potassium. 5
Iode 1
Glycérine... 40

4° *Glycéré de goudron.*

Goudron purifié. 10
Glycéré d'amidon 30

5° *Glycéré de soufre.*

Soufre sublimé et lavé. 10
Glycérine d'amidon... 40

6° *Glycéré d'extrait de belladone.*

Extrait de belladone. 10
Glycéré d'amidon... 100

L'extrait de belladone peut être remplacé par les extraits de ciguë, de jusquiame, d'opium, etc.

7° *Glycéré de tannin.*

Tannin pulvérisé. 10
Glycéré d'amidon. 50

CHAPITRE IV.

Réactions et combinaisons chimiques
de la glycérine.

La chaleur employée sans précaution spéciale sur la glycérine lui fait perdre les éléments de l'eau. Il se forme d'abord de la glycérine anhydre, puis des polyglycérides par condensation progressive. Enfin il se forme de l'acroléine $C^6 H^4 O^2$ et des gaz combustibles.

L'hydrogène, ou ce qui revient au même, l'acide iodhydrique, transforme par réduction la glycérine successivement en propylglycol, alcool isopropylique et hydrure de propylène. Les résultats varient avec la température et la proportion d'acide. Cette réaction est très-importante.

Si la réduction s'accompagne de deshydradation, on obtient de l'alcool allylique, de l'allylène et enfin du propylène. C'est ce qui se passe quand on attaque la glycérine par l'iodure de phosphore, qui fournit de l'acyde iodhydrique naissant.

L'oxydation de la glycérine fournit des résultats variables suivant les conditions de l'expérience. Sous l'influence du noir de platine, elle fournit de l'eau et de l'acide carbonique, en outre il se forme un acide volatil, incristallisable encore mal défini.

Chauffée au contact de l'air, elle brunit en produisant une matière de la nature des aldéhydes, et qui réduit les sels d'argent.

Oxydée par le peroxyde de manganèse et l'acide sulfurique, elle fournit de l'acide carbonique et une grande quantité d'acide formique, quelquefois aussi de l'acide oxalique.

L'acide azotique agit de deux manières très-distinctes.

En couche étendue sous la glycérine, et après plusieurs jours de contact, il se produit de l'acide glycérique $C^6H^6O^8$; mais si l'on mélange l'acide nitrique concentré et la glycérine on obtient la nitroglycérine ou trinitrine.

L'action du chlore, du brome et de l'iode sont mal connues. Celle des chlorures et bromures de phosphore donne des chlorhydrines et des bromhydrines.

Le chlorure de soufre la transforme en dichlorhydrine (1).

Les métaux alcalins se dissolvent dans la glycérine avec dégagement d'hydrogène et formation de glycérinates.

Les alcalis, les terres alcalines, l'oxyde de plomb, forment des composés analogues, solubles dans l'eau et précipitables par l'alcool absolu.

La glycérine peut fermenter. Abandonnée pendant quelques semaines à + 40° avec de l'eau, de la craie et du fromage blanc, elle fournit un peu d'alcool.

Sous l'influence de certains tissus animaux, et particulièrement du tissu testiculaire, la glycérine se transforme en glucose directement fermentescible (2).

L'action des acides sur la glycérine est, sans contredit, la plus intéressante à considérer et la mieux connue. Les composés obtenus sont les *Glycérides*.

Quand on a affaire à un acide monoatomique, agissant équivalent à équivalent sur la glycérine, avec perte des éléments de l'eau, on a un monoglycéride. Exemple la monoacetine.

S'il y a deux équivalents d'acide de fixés au lieu d'un seul, avec élimination d'eau en proportion double, on a la diacétine.

Enfin, on peut avoir la triacétine, mais ce nombre d'équivalents d'acides monoatomiques fixés sur la glycérine ne

(1) Carius, Répertoire de chimie pure, 1862, p. 429.
(2) Berthelot, Ann. de chim. et de phys. (3), t. LI, p. 371.

peut être dépassé. L'alcool est donc triatomique. Les acides monobasiques peuvent entrer dans la combinaison tant que les trois équivalents ne sont pas atteints.

Quand, au lieu d'éliminer H^2O^2 par chaque équivalent d'acide monobasique fixé sur la glycérine, on en élimine davantage, on obtient des corps particuliers désignés par M. Berthelot sous le nom de glycérides monoacides de la deuxième et troisième espèce ; exemples : l'épichlorhydrine et l'épidichlorhydrine.

Quand l'acide est bibasique, on a des résultats en rapport avec cette nouvelle propriété, et les composés formés sont neutres en acide, selon que l'acide bibasique sature deux ou seulement une de ses basicités. Ex. : l'acide glycérisulfurique, l'acide glycériditartrique.

L'acide oxalique mérite une mention spéciale. Chauffé avec de la glycérine, il s'y dissout, puis bientôt il se détruit en fournissant de grandes quantités d'acide formique. Cette action a été dernièrement précisée par M. Lorin (1) et étendue à la plupart des alcools polyatomiques qu'elle pourra dès lors servir à faire reconnaître.

Enfin, ce même acide oxalique, chauffé en proportion convenable avec la glycérine, entre 190° et 260°, fournit de l'alcool allyque mêlé d'acroleine, d'acide formique et d'éther allylformique (2).

Nous devrions étudier ici les éthers de la glycérine et montrer notamment quelle est la constitution des corps gras.

Mais je ne veux point insister sur ces combinaisons, leur histoire est faite, et faite de main de maître il y a vingt ans et plus, par M. Berthelot, dans un travail qui a fait époque dans la science.

(1) Bulletin de la Soc. Chim., t. XXIV, p. 22.
(2) Henninger et Tollens, Bulletin de la Soc. Chim., 1869, t. XI, p. 394.

Reste maintenant à dire quelques mots des éthers mixtes de la glycérine, c'est-à-dire de ses combinaisons avec les autres alcools, et particulièrement avec les alcools mo-noatomiques. Ces combinaisons ont été étudiées par M. Berthelot (1), de Luca, Reboul (2) et Lourenço.

On connaît donc jusqu'à présent :

1° L'éthyline (Reboul).

2° La diéthyline (Berthelot).

3° La triéthyline (Reboul et Lourenço).

4° La triallyline (Berthelot et de Luca).

5° l'amyline (Reboul).

6° La diamyline (Reboul).

7° L'éthylamyline (Reboul).

En découvrant l'amyline, M. Reboul lui avait d'abord donné le nom d'amylglycerine, mais ce nom doit être réservé au corps de composition unitaire répondant à la formule $C^{10}H^{12}O^6$, et jouant le rôle d'alcool triatomique.

Or, nous verrons plus bas qne M. Bauer a fait connaître un corps dont les propriétés et l'origine satisfont aux conditions ci-dessus, et qui, du reste, est connue dans la science sous cette même dénomination d'amylglycérine. Nous l'étudierons au chapitre premier de la seconde partie.

Monométhyline. — Dans la liste ci-dessus énoncée des ethers mixtes de glycérine, ne figure aucune combinaison avec l'alcool méthylique.

C'est cette lacune que j'ai cherché à combler du moins en partie, et préparant la monométhyline. On l'obtient par un procédé entièrement semblable à celui qui a fourni la mo-nométhyline à M. Reboul.

(1) Ann. de Chim. et de Phys. (3), t. XLI, p. 305.
(2) Ann. de Chim. et de Phys. (3), t. LX, p. 55 et suiv,

Prunier.   3

On fait agir la monochlorhydrine sur le méthylate de sodium ou alcool méthylique sodé.

La réaction a lieu immédiatement et avec un notable dégagement de chaleur, on voit se précipiter le chlorure de sodium en poudre blanche et cristalline, la liqueur sirupeuse est devenue mobile. On décante, on étend d'eau, on ajoute du carbonate de potasse, puis de l'éther et on agite. L'éther s'empare de la monométhyline qu'il abandonne par évaporation

Le résidu est rectifié. On sépare la portion qui passe de 200° à 225° on redistille en prenant ce qui passe aux environs de 215°. C'est la monométhyline. Ce corps est incolore, mobile, d'une odeur éthérée faible, d'une saveur assez agréable.

Sa densité est de 1,10 environ à la température de $+20°$. Il est soluble dans l'alcool, dans l'éther et même dans l'eau, mais beaucoup moins, il faut environ vingt volumes d'eau pour dissoudre un volume de monométhyline.

Ce composé est suffisamment déterminé par ses origines et ses propriétés physiques.

L'analyse qui en a été faite a donné les résultats suivants :

0 gr. 2345 de matière ont fourni :

Eau...... 0 gr. 2475.
Acid. carb. 0 — 381. En centièmes $\begin{cases} H=12,0 \\ C=44,3 \end{cases}$

La théorie donne pour $C^8H^{10}O^6$:

$$C=45,283$$
$$H=9,434$$
$$O=45.283$$

Le produit analysé contenait sans doute une trace d'eau qui explique l'excès en hydrogène et le déficit en carbone.

SECONDE PARTIE

DES NOUVELLES GLYCÉRINES

CHAPITRE Ier.

Amylglycérine (Bauer). — Stycérine (Grimaux).

De l'Amylglycérine.

Longtemps la glycérine propylique ou ordinaire est restée seule de son espèce. Le premier travail destiné à faire
connaître un corps de même fonction date de 1861, époque
à laquelle M. Bauer (1) en faisant réagir la solution alcoolique de bromure d'amylène bromé avec l'acétate d'argent,
est arrivé à l'éther diacétique d'un glycol bromé

$$\left. \begin{array}{l} C^{10}H^9Br. \\ H^2 \end{array} \right\} O^4$$

qu'on obtient par saponification au moyen de la potasse
fondue et pulvérisée, comme l'avait indiqué M. Wurtz pour
les autres glycols.

Mais ce glycol bromé, traité en solution éthérée, au
bain-marie, par la potasse, perd son brome et donne finalement un corps de formule $C^{10}H^{12}O^6$.

Ce liquide incolore, sirupeux, aromatique, d'une saveur
douce et soluble dans l'eau, a été désigné sous le nom de
glycérine amylique ou amylglycérine.

C'est un corps unitaire, puisque M. Bauer est parti de

---

(1) Sitz d. k. Akad. d. Wissenchaften zu Wien, juin 1861.

l'amylène tiré de l'alcool amylique. Son origine indique qu'il doit être triatomique, puisqu'il dérive du bromure d'amylène bromé d'abord, d'un glycol bromé ensuite. Il est seulement regrettable que sa fonction d'alcool triatomique n'ait pas été appuyée (du moins, à ma connaissance) par la préparation d'un éther triacide.

Mais il est juste d'ajouter qu'à cette époque on n'attachait généralement pas autant d'importance que maintenant à ce caractère spécial.

Dans le but de comparer cette glycérine de M. Bauer à son homologue inférieur, dont il sera question plus loin, j'ai préparé, avec de l'amylène tiré également de l'alcool amylique de fermentation, du bromure d'amylène et du bromure d'amylène bromé.

Ce corps une fois obtenu, au lieu de le traiter par l'acétate d'argent pour arriver à la glycérine, en passant par le glycol, je l'ai mis directement en tubes scellés, en présence d'un excès d'eau, et j'ai chauffé le tout à 170°-180°, pendant quarante heures à peu près.

Par un traitement qui sera décrit ultérieurement, j'ai, en effet, obtenu un corps de saveur douceâtre, très-déliquescent, mais qu'on peut avoir à l'état solide, et d'apparence cristalline après évaporation dans le vide-sec.

Cette petite modification abrége singulièrement la durée de l'opération. Reste à savoir si le corps auquel on arrive ainsi est identique avec l'amylglycérine de M. Bauer, ou seulement son isomère.

Dans ce cas, l'isomérie tiendrait seulement, jusqu'ici, à l'état physique des deux corps, dont l'un est solide, tandis que l'autre est liquide. Il est bon de faire remarquer qu'il suffit de laisser le corps à l'air libre pour lui voir prendre l'état liquide.

Les recherches de M. Bauer constituaient une première étape accomplie dans la voie qui nous occupe.

Avant de rencontrer un travail du même genre, il faut franchir un espace de douze années, et arriver aux publications de M. Grimaux sur la stycérine.

Car nous ne nous occuperons ici que des corps jouant le rôle de glycérines proprement dites. C'est pourquoi nous ne parlerons ni du phénol pyrogallique ou phloroglucine (Hlasiwetz), ni du phénol alizarique ou alizarine (Colin et Robiquet).

Ce sont là des phénols et non des alcools véritables.

De la Stycérine.

C'est dans ces temps derniers que M. Grimaux (1), envisageant la styrone comme de l'alcool phénylallylique, fut conduit à lui appliquer les méthodes grâce auxquelles on passe de l'alcool allylique à la glycérine (2), c'est-à-dire qu'il fixa du brome sur la styrone et obtint de la sorte un corps considéré par lui comme la dibromhydrine d'un nouvel alcool triatomique.

Cet alcool triatomique, isolé de la dibromhydrine précédente par l'action de l'eau en tubes scellés, a été désignée par l'auteur de la découverte sous le nom de *Stycérine*, qui rappelle à la fois son origine de la styrone et sa fonction de glycérine.

La stycérine appartient à la série aromatique. C'est un liquide ayant l'aspect de la térébenthine, soluble dans l'eau et de l'alcool, à peine soluble dans l'éther. Sa saveur est est franchement amère. Les solutions se colorent en brun à la température du bain-marie.

Chauffée avec de l'acide formique en excès, elle fournit

(1) Comptes-rendus, t. LXXVI, p. 1598, juin 1873.
(2) Wurtz, Reproduction artificielle de la glycérine, *loc. cit.*

de l'eau et de l'acide carbonique, comme le fait la glycérine ordinaire dans les mêmes conditions.

Outre la stycérine elle-même, M. Grimaux a préparé quatre éthers du nouvel alcool triatomique qui sont les suivants :

La stycérine dibromhydrique.
    —   tribromhydrique.
    —   acéto dibromhydrique.
    —   chlorhydro dibromhydrique.

La stycérine répond comme on voit à la formule

$$C^{18}H^{12}O^6$$

Ce corps intéressant paraît devoir remplir, parmi les glycérines, le même rôle que l'alcool benzylique parmi les alcools monoatomiques.

CHAPITRE II.

Dérivés chloro-substitués de la série isobutylique.

Qu'on ouvre un traité de chimie organique et que l'on compare entre elles les séries propylique, butylique et amylique, on sera frappé tout d'abord du petit nombre de corps connus et étudiés dans la série butylique, qui se trouve pour ainsi dire effacée, et comme étouffée, entre ses deux voisines.

Théoriquement pourtant, l'importance est la même ; seulement les investigations et les efforts des chimistes n'ont pas été aussi nombreux dans cette direction que dans les autres. Les premiers termes, en quelque sorte, ont été seuls décrits jusqu'à présent.

Pour ne parler que des composés du chlore, du brome et de l'iode, il est facile de voir combien ils sont peu nombreux.

On connaît les éthers chlorhydrique, bromhydrique, iodhydrique correspondant aux alcools.

Puis le chlorure de butylène signalé par Faraday, le bromure de butylène, étudié par M. Wurtz au cours de ses mémorables travaux sur les glycols, enfin les dérivés bromés de ce bromure de butylène, qui ont été l'objet de recherches importantes, dues à M. E. Caventou (1).

Mentionnons la transmutation de certains isomères les uns des autres, par exemple des composés butyliques normaux en isobulytiques, et réciproquement, transformations opérées dernièrement en Allemagne, et c'est à peu près tout.

Les expériences dont la description va suivre, ont eu pour premier but d'arriver à un degré plus avancé dans la substitution, en opérant sur un corps bien défini et de nature fixer la constitution des composés obtenus.

L'agent de la substitution est le chlore.

La méthode qu'on a suivie, malgré quelques différences de détail, est très-voisine de celle qu'ont employée MM. Friedel et Silva dans leur beau travail sur les composés chloro-substitués dans la série propylique. Nous avons largement puisé dans ce travail, soit pour la méthode, soit comme rapprochements et analogies de propriétés entre les corps obtenus par eux dans la série propylique et ceux auxquels les présentes recherches nous ont conduit dans la serie butylique.

(1) Comptes-rendus de l'Institut, t. LVI, p. 646.

Le composé butylique qui a servi de matière première, c'est l'alcool butylique de fermentation. Cet alcool a été découvert et étudié comme on sait par M. Wurtz, qui l'a isolé de l'alcool amylique du commerce, où il se rencontre en proportion variable. Depuis, M. Erlenmeyer (1) a montré, par l'étude des produits d'oxydation de cet alcool, qu'on doit le ranger, non pas parmi les alcools normaux, mais parmi les isoalcools.

Bien qu'il paraisse préférable de réserver ce nom à l'alcool isobutylique de M. de Luyrres, néanmoins on le désigne ordinairement sous le nom d'alcool isobutylique ou isopropylcarbinol, et nous nous conformerons à l'usage le plus général.

Cet alcool isobutylique a été récemment l'objet d'études intéressantes de M. Ed. Linnemann et de MM. Ed. Linnemann et Zotta.

En avril 1872, MM. Linnemann et Zotta (2) sont parvenus à transformer l'alcool butylique normal en alcool de fermentation, en passant par la butylamine normale. Ces messieurs ont aussi annoncé le changement du triméthylcarbinol en alcool isobutylique (3), changement effectué, du reste, précédemment par M. Boutlerow, dans des conditions un peu différentes.

Enfin, M. Ed. Linnemann (4) a transformé l'iodure isobutylique en chlorure de triméthylcarbinol bouillant entre (46°-52°), tandis que l'isochlorure de butyle bout à 68° et le chlorure de butyle normal à 77°,9.

Inversement, il est passé de l'isobutylamine au triméthylcarbinol.

Grâce aux travaux de M. I. Pierre et Puchot, on peut,

(1) Ann. der Chemie und Pharm. Suppl., t. V, p. 337.
(2) Annalen der Chimie und Pharmacie, t. CLXII p. 3.
(3) Même recueil, p. 33.
(4) Même recueil, p. 12.

quoique difficilement, se procurer de l'alcool et isobutylique dans un grand état de pureté.

J'ai commencé par le transformer en éther iodhydrique.

La préparation de cet éther est facile et de tout point conforme à celle de l'éther iodhydrique ordinaire. Avec l'alcool isobutylique que nous avions entre les mains, le rendement a été presque théorique, puisque chaque opération qui devait donner de 640 à 650 grammes d'éther, nous en a effectivement fourni 620 à 630. — Si l'on tient compte des pertes dues aux lavages, neutralisation et dessiccation, on voit que l'on est très-près d'avoir atteint le rendement théorique.

La purification, également, s'est effectuée dans des conditions satisfaisantes, puisque les 630 grammes de produit brut, redistillés et fractionnés, ont fourni 25 à 30 grammes de produit bouillant entre 80° et 118°, et représentant des traces d'alcools éthylique et propylique, puis l'éther a passé entre 118° et 122° (environ 580 à 590 grammes), et dans la cornue il ne restait que quelques centimètres cubes de produit, qui passait entre 125 et 140°.

Il est donc facile, avec un produit semblable, d'obtenir des quantités considérables d'éther pur.

C'est cet éther qui a servi aux expériences que je dois exposer maintenant.

On l'introduit dans une fiole à fond plat, plongée dans l'eau, pour éviter l'échauffement dans les premiers instants de la réaction, puis on fait traverser la liqueur par un courant de chlore pur et sec.

Dès les premières bulles de chlore, la liqueur se trouble par la mise en liberté de l'iode, il se forme de l'éther isobutylchlorhydrique et du chlorure de triméthylcarbinol (1) ainsi que l'a fait voir M. Linnemann. La liqueur tend fortement à s'échauffer. On combat l'échauffement en mainte-

(1) Annalen der Chemie und Pharmacie, avril 1872.

nant le matras dans de l'eau fraîche afin d'empêcher la distillation des produits chlorés inférieurs. — Pour mieux éviter ces pertes, le tube abducteur traverse un réfrigérant Liebig, et condense les vapeurs qui refluent ainsi dans la fiole où se fait la réaction.

Malgré ces précautions toutefois, quand le courant de chlore est un peu rapide, on peut constater des pertes assez notables à l'extrémité de l'appareil. En effet, pour éviter d'être incommodé par l'excès du chlore, l'appareil est terminé par un flacon à lessive de soude étendue qui absorbe le chlore, et laisse passer le mélange éthéré qui vient surnager à la surface en gouttelettes huileuses d'une odeur agréable.

Ces gouttelettes huileuses s'évaporent en fournissant une atmosphère inflammable, brûlant avec une flamme bordée de vert.

On continue le dégagement du chlore, et l'on voit l'iode précipité se redissoudre, pour former du protochlorure d'iode, et bientôt se dégagent à l'extrémité de l'appareil des fumées abondantes d'hydracide dont l'hydrogène provient de la substitution chlorée qui commence à ce moment.

La chaleur dégagée est considérable : la fiole est refroidie tant que les vapeurs qui se dégagent à l'extrémité sont inflammables.

Quand cette inflammabilité disparaît, on peut laisser la température s'élever un peu, pour que la substitution s'exécute d'une manière plus complète. Dans mes expériences, cette élévation de température a atteint 80° environ.

En faisant toujours arriver du chlore, on finit par constater la production du trichlorure d'iode jaune et solide, qui indique la fin de l'opération. La liqueur s'est d'ailleurs sensiblement décolorée.

On lave au bisulfite de soude, au carbonate de soude,

additionné d'un peu de lessive de soude, enfin on dessèche sur le chlorure de calcium.

On a ainsi un mélange des composés chlorés dont le poids représente à peu près la moitié de celui de l'éther isobutyliodhydrique mis en expérience. Soit un peu plus de 250 grammes en moyenne par chaque opération, et comme l'opération a été renouvelée trois fois successivement la masse totale s'est donc élevée à environ 800 grammes de ce mélange.

Restait à effectuer la séparation des produits chloro-substitués par la distillation fractionnée.

Une première distillation, à la pression ordinaire, répartit le mélange en trois portions, un tiers passe entre 50° et 160°, un second tiers entre 160° et 190°, le dernier tiers au-dessus.

Aux environs de 180°, il y a eu un commencement de décomposition et dégagement d'hydracide. De plus, en faisant plonger le bec de la cornue dans le liquide condensé, on constate le dégagement d'un gaz pendant que, dans la panse de la cornue, le produit noircit.

Pour éviter cette décomposition, on a cessé à 190° la première série des distillations, et, dans la seconde, on a eu recours au vide pour tous les produits passant au-dessus de 140°. La pression à l'intérieur de l'appareil distillatoire a été comprise entre 3 et 5 centimètres de mercure, ordinairement 4. Dans ces conditions l'opération se fait facilement et sans décomposition, du moins jusqu'à 200° environ.

Pour faire concorder les températures que je donnerai désormais, et qui ont été observées dans le vide relatif indiqué ci-dessus, avec l'échelle des températures à la pression ordinaire, je dirai que la moyenne de la différence des points d'ébullition observés sur un même corps à la pression ordinaire ou à celle de 4 centimètres est d'environ 75° en moins.

Il suffit donc d'ajouter 75° pour avoir approximativement les températures d'ébullition à la pression ordinaire, en admettant qu'il n'y ait pas de décomposition.

Le premier tiers, passant au-dessous de 160° dans la première distillation, a été mis à part et chloré de rechef, en tubes scellés cette fois, à 130° par le procédé indiqué par MM. Friedel et Silva pour les chlorures de propylène (1).

Cette chloruration a paru s'effectuer plus difficilement et a fourni relativement peu de produit bouillant dans le vide entre 95° et 150°, mais une forte proportion de corps bouillant de 130° à 150° (pression normale).

Quoi qu'il en soit, les produits de cette chloruration ont été ajoutés aux précédents, et on a procédé à la seconde série de distillations, en se servant du tube à boules de M. Wurtz, modifié par M. Henninger.

La distillation commence vers 50° (pression normale) et monte rapidement à 60° puis 70°, où elle se fixe un instant; elle reprend ensuite sa marche ascendante pour s'arrêter un instant vers 88°, puis 100°. A partir de là elle monte brusquement à 140°, et à 145°; il y a un point fixe.

On continue à distiller, mais dans le vide, et alors la température de distillation est de 70°-72°, qui correspond à 145°-150°. — Le liquide se teint en rose au moment du changement d'appareil, ce qui est dû à la mise en liberté d'une trace d'iode, peut-être par suite de l'action de l'oxygène de l'air à cette température élevée.

Vers 72°-75° on a un point fixe moins net, et on continue à distiller jusqu'à 100° en fractionnant toujours de dix en dix degrés à peu près.

(1) Comptes-rendus de l'Institut, . LXXVI, p. 1596.

A 100° (correspondant à 175°), on ajoute la portion 160°-190° de la première distillation, et l'on continue à fractionner en réunissant les parties qui passent au même degré.

On constate ainsi un nouveau point fixe vers 95°, un autre vers 110°-112°, un autre vers 122°-125°, un très-obscur vers 135°, on va jusqu'à 150°, et à ce moment on ajoute la portion restée dans la cornue au-dessus de 190° dans la première distillation.

On réunit les parties bouillant au-dessous de 150° aux fractionnements déjà obtenus, on constate ainsi une sorte de coupure de 130° à 140° où il y a fort peu de produit, tandis qu'il y en a davantage entre 140° et 150° avec point fixe vers 145°; un autre point d'arrêt se produit vers 152°, un autre encore vers 165°.

Alors il reste dans le ballon à peine le sixième du volume total. On continue à distiller en fractionnant 170°-190°, et 190°-230°. — Vers 235°-240° la décomposition se prononce, l'appareil se remplit de fumées abondantes, et on arrête la distillation.

Ces deux derniers fractionnements sont seuls colorés. Le premier est légèrement jaunâtre, le dernier (190°-230°) est un peu plus foncé; à la longue il se produit, à la température ordinaire, une sorte de cristallisation blanchâtre.

Dans le ballon qui a servi à la distillation reste un résidu noirci par le charbon, mais où l'on peut constater cependant d'une manière très-nette de petits cristaux blancs, trés-réfringents, qu'il n'a pas été possible jusqu'ici d'isoler d'une façon satisfaisante.

La troisième série de distillations fractionnées a été dirigée en vue de rechercher plus particulièrement les points fixes. Elle a eu lieu dans le vide à 4 centimètres sur les produits passant entre 70° et 170° environ. Ces points fixes sont difficiles à constater nettement.

On a réuni les précédents fractionnements entre eux sans dépasser un écart de 30° dans les produits provenant de la seconde distillation ; on opérait ainsi environ sur 30 centimètres cubes de liquide à la fois.

Le premier point fixe est a 72°, il se confond avec celui obtenu à 145°-150° à la pression ordinaire. Ce point est assez net.

Il y en a un autre vers 95°-100°
— un autre vers 115°
— un autre vers 125°-130°
— un autre vers 145°-148°

Enfin, il y en a encore un assez obscur vers 153°, et un situé peu au-dessus de 16°0.

A ce moment le premier besoin était de déterminer la nature des corps ainsi répartis en fractionnements successifs, et c'est dans cette intention qu'ont été effectués les dosages suivants (a).

I. 0 gr. 318 du liquide passant à 145°-150° (à la pression normale), 70°-72° dans le vide, ont fourni :

Chlorure d'argent. 0,843
ou bien........... 0,211 de Chlore

En centièmes 66,3 pour 100 de chlore.

II. 0 gr. 185 du liquide passant dans le vide de 95° à 105°, ont fourni :

Chlorure d'argent. 0,501
ou bien Chlore.... 0,125

En centièmes 67,5 pour cent.

(a) Les corps dont l'analyse suit, seront désignés désormais soit par leur point d'ébullition, soit par les chiffres I, II, III correspondants.

III. 0 gr. 2685 de liquide passant de 115° à 118°, ont fourni :

> Chlorure d'argent. 0,778
> ou bien, Chlore... 0,1945

En centièmes 72,0 pour cent.

IV. 0 gr. 536 de liquide passant à 125°-130°, ont fourni :

> Chlorure d'argent. 1,588
> soit, Chlore...... 0,397

En centièmes 73,5 pour cent.

V. 0 gr. 308 de liquide bouillant de 130°-138°, ont fourni :

> Chlorure d'argent. 0,970
> ou bien, Chlore... 0,2453

En centièmes 79,6 pour cent.

VI. 0 gr. 238 de liquide passant à 146°-148° ont fourni :

> Chlorure d'argent. 0,7824
> ou bien, Chlore... 0,1956

En centièmes 82,2 pour cent.

Ces dosages ont été répétés au moins deux fois jusqu'à concordance, et les chiffres ci-dessus représentent ceux qui se rapprochent le plus de la moyenne.

Enfin, comme contrôle, dans ce dernier corps bouillant de 146°-148°, dont le point fixe est l'un des plus nets, on a dosé le carbone et l'hydrogène

0,427 de matière ont fourni (1) :

> Acide carbonique. 0,268
> Eau........... 0,0565

		Théorie $C^8H^4Cl^6$
Ou en centièmes : C = 17,1		18,45
H = 1,4		1,15
(Par différence) Cl = 81,5		80,40

(1) Par suite d'une erreur de transcription, les chiffres publiés au Bulletin de la Société chimique, t. XXIV, p. 26, et aux Comptes-rendus, sont légèrement inexacts. Ils doivent être remplacés par ceux-ci

La combustion ayant eu lieu dans un long tube en présence d'une colonne de cuivre considérable, on voit que le chlore dosé par différence ne s'écarte pas beaucoup du dosage direct.

En tout cas, il est facile de voir, en comparant les chiffres donnés par les dosages avec ceux qui correspondent à $C^8H^4Cl^6$, qu'on a eu affaire à ce corps, mélangé d'un peu de composé chloré supérieur.

C'est un liquide parfaitement incolore, d'une densité de 1,67 à la température de 18°.

Si maintenant nous comparons les chiffres obtenus à ceux que donne la théorie, on voit que le corps correspondant à I qui fournit 66,3 de chlore pour cent, offre la composition $C^8H^7Cl^3$ avec une trace de composé supérieur. En effet, la théorie donne Cl=65,94. La densité de ce corps qui passe de 145°-150° est de 1,26 à +18°.

Ainsi, dès 145° (pression normale) il y a Cl^3 de fixés sur la molécule butylique, et à 148° (dans le vide, c'est-à-dire environ 75° plus haut dans l'échelle thermométrique), il y en a six et plus, car on dépasse $C^8H^4Cl^6$. Mais il s'en faut, comme on va le voir, que la progression de la substitution chlorée soit constante, de même que celle des densités, qui s'élèvent cependant aussi avec les températures d'ébullition.

Prenons le corps II passant de 95° à 105° dans le vide, c'est-à-dire 40° environ plus haut que le précédent, nous trouvons que le chlore y existe dans la proportion de 67,5 pour cent. Or nous avons vu que la théorie donne 65,94 pour $C^8H^7Cl^3$, tandis que $C^8H^6Cl^4$ doit donner 72,45 ; par conséquent le corps bouillant de 95° à 105° dans le vide représente encore un $C^8H^7Cl^3$ mélangé d'un chlorure supérieur en quantité un peu plus grande.

Ces faits peuvent, si je ne me trompe, s'interpréter de la manière suivante. D'abord il est évident qu'il y a **deux**

sources, et par suite deux séries différentes pour les corps,
chlorés, dont l'une présente des points d'ébullition notablement plus abaissés que l'autre.

Dans la première série on trouve à 70° dans le vide
(145° vrai) un corps de formule $C^8H^7Cl^3$. Dans la seconde
le corps $C^8H^7Cl^3$ doit passer vers 105° peut-être même un
peu au-delà, et le composé chloré qui s'y trouve mêlé, et
qui monte le chiffre du chlore, pourrait bien provenir surtout d'un composé chloré de la première série, en Cl^4 ou
Cl^5, qui. par son point d'ebullition, se confondrait avec le
Cl^3 de la seconde série.

A l'appui de cette manière de voir, il est bon de rappeler
que, dans l'action du chlore au début sur l'éther isobutyliodhydrique, il se forme un composé très-volatil, qu'on a
eu grand' peine à retenir, qui bout vers 50° d'après les
expériences ci-dessus mentionnées.

Or M. Linnemann (1) a annoncé que, dans ces conditions,
on se trouve en présence du chlorure de triméthylcarbinol
bouillant de 46° à 50°.

Ce serait là le point de départ d'une série de composés
chlorés à points d'ébullition inférieure dont le corps bouillant à 145° serait le trichlorure, l'autre série représentant
les composés isobutyliques.

On voit dès lors quelle complication cela introduit dans
les observations, et pourquoi les résultats n'atteignent pas
un degré de netteté plus grand. Toutefois, comme nous le
verrons, l'action de l'eau nous fournira des indications
nouvelles.

Revenant au corps désigné par II, qui est composé en
majeure partie de $C^8H^7Cl^3$ de la seconde série, pour ter-
miner ce que nous avons à dire de ses propriétés physiques, nous mentionnerons sa densité qui est de 1,35 à
+21°.

(1) *Loc. cit.*

Prunier.   4

Le liquide III, passant de 115° à 118° a fourni 72 pour cent de chlore.

La théorie indique pour $C^8H^6Cl^4$ 72,45. Ce n'est donc pas encore le quatrième degré de substitution, et pour les raisons mentionnées ci-dessus, le corps $C^8H^6Cl^4$ de la seconde série doit bouillir sensiblement au-delà de 120°.

La densité du liquide III est voisine de 1,5 à +18°.

Vers 125°-130° il y a un point fixe assez net, c'est le liquide IV.

Il a fourni à l'analyse 73,5 de chlore ; mais malgré cet excès sur le chiffre de 72,45 indiqué par la théorie, il est probable que ce corps est surtout le $C^8H^6Cl^4$ de la seconde série.

De 130° à 138° le corps V fournit 79,6 de chlore pour cent, c'est-à-dire que l'on dépasse la proportion assignée par la théorie au corps $C^8H^3Cl^5$ qui doit, en effet, donner 77°.

Quant au liquide VI, ainsi que nous l'avons vu, il correspond à $C^8H^4Cl^6$ mélangé de composés chlorés plus élevés.

Les composés bouillant dans le vide entre 150° et 160° n'ont pas encore été examinés d'une façon suffisante pour en parler ici.

Quant aux corps bouillant au-dessus de 160° dans le vide, bien que leur étude soit encore peu avancée, ils ont fourni cependant quelques résultats qu'il est bon de mentionner.

Les densités d'abord s'élèvent et même assez rapidement, puisque le corps qui passe vers 160°-165° a une densité de 1,8 à +18°. Celui qui passe vers 190°-210° a pour densité 2,00 environ ; les corps bouillant jusqu'à 240° dans le vide ont une densité supérieure encore; mais la liqueur devient de plus en plus visqueuse et les déterminations de plus en plus difficiles.

On pourrait penser qu'à partir du corps bouillant vers 150°-155° et qui représente $C^8H^3Cl^7$, l'augmentation de densité accompagne la substitution chlorée de plus en plus complète.

Il n'en est rien, l'augmentation de densité est due à une autre cause. En effet :

VII. 0,2515 de matière passant vers 190°-210° ont fourni :

Chlorure d'argent. 0,736
ou bien, Chlore... 0,184

En centièmes 73,1 pour cent.

Ce qui nous ramène, au point de vue de la composition centésimale, vers le composé $C^8H^6Cl^4$ qui donne $Cl=72,45$ pour cent.

Mais la densité qui atteint 2,0 exclut une pareille supposition, non moins que le point d'ébullition.

Et si l'on se rappelle qu'à partir de 170° environ les liquides commencent à se teinter, on sera porté à croire qu'il y a décomposition partielle, perte d'acide chlorhydrique ou de chlore et doublement de la molécule, dans des conditions que la détermination des densités de vapeurs viendra sans doute éclairer.

Pour résumer en quelques mots ce chapitre un peu confus nous dirons :

1° Que la substitution chlorée a été poussée sur l'éther isobutyliodhydrique au moins jusqu'au corps $C^8H^4Cl^6$ et sans doute encore plus loin, ainsi que le prouvent les analyses nº VI.

2° Que ces corps chloro-substitués appartiennent à deux séries de composés isomères, offrant, pour la même composition centésimale, des différences dans les points d'ébullition qui peuvent atteindre 40°.

C'est ce qui résulte notamment des dosages I et II.

L'étude des densités fournit des indications analogues.

En rapprochant ces résultats de ceux de M. Ed. Linnemann (1) il semble que ces deux séries doivent être rapportées comme point de départ, la première au chlorure de triméthylcarbinol, la seconde à l'éther isobutylchlorhydrique.

3° Enfin, dans les derniers temps de la distillation dans le vide, il y a décomposition, perte de chlore, soit directement, soit sous forme d'acide chlorhydrique, et en tout cas, complication de la molécule organique. C'est ce qui résulte des résultats inscrits sous le n° VII comparés à la densité et au point d'ébullition.

CHAPITRE III.

Oxydation de quelques-uns des composés obtenus precédemment.

Une fois en possession de composés isobutyliques chlorés, parmi lesquels se trouvent $C^8H^7Cl^3$, $C^8H^6Cl^4$, etc., jusqu'à $C^8H^3Cl^7$, j'ai cherché à remplacer dans quelques-uns de ces corps, l'acide chlorhydrique par de l'eau en proportion équivalente. Les expériences ont été dirigées en vue d'obtenir, soit la glycérine, soit l'alcool tétratomique correspondant.

Partant de ce fait, que la trichlorhydrine propylique bout à 158°, j'ai admis que la trichlorhydrine butylique ne devait pas avoir un point d'ébullition inférieur à 160°. Ce qui exclut le corps passant à 145°-150°, bien qu'il ait la composition centésimale requise. On a vu, du reste, dans le chapitre précédent, que ce corps fait partie de la série qui doit être rapportée au triméthylcarbinol de M. Boutlerow, c'est-à-dire à un composé tertiaire.

(1) *Loc. cit.*

Dans la notation atomique, ce pseudo-alcool a pour formule :

$$CH_3-\underset{\underset{\displaystyle CH_3}{|}}{\overset{\overset{\displaystyle CH_3}{|}}{C}}OH$$

et le butylène qui en dérive

$$C(CH_3)_2 \\ \| \\ CH_2$$

Tandis que l'alcool isobutylique est représenté par :

$$\underset{\displaystyle CH_2OH}{\overset{\displaystyle CH(CH_3)_2}{|}}$$

et son butylène (iso-propylforményle) par

$$\begin{cases} CH(CH_3)_2 \\ | \\ =CH \end{cases}$$

L'oxydation tendant toujours à fractionner la molécule hydrocarbonée, il est évident qu'au point de vue qui nous occupe, il fallait donner la préférence aux composés dérivés de l'alcool isobutylique à l'exclusion des autres.

Cette nouvelle phase d'opérations a été divisé en trois séries :

On a pris, dans une première série d'expériences, les corps bouillant dans le vide, depuis 85° jusqu'à 105°, et on les a chauffés en tubes scellés, à 170°-180° environ, pendant un jour et demi à deux jours, en présence de 15 à 20 volumes d'eau, conformément à la méthode indiquée par M. Berthelot.

Dans ces conditions, une notable proportion du produit se dissout ; en même temps une autre partie noircit et fournit une matière poisseuse, insoluble dans l'eau qu'elle surnage, ainsi que cela se passait dans les expériences de M. Berthelot ou de MM. Friedel et Silva. Cette substance est soluble dans l'alcool et dans l'éther. On s'en débarrasse par filtraltion, et la liqueur très-acide que l'on obtient est traitée par le procédé indiqué par MM. Friedel et Silva, dans leur note sur la synthèse de la glycérine (1).

C'est-à-dire qu'on neutralise par le carbonate d'argent récemment précipité, puis on filtre. Dans la nouvelle

(1) Comptes-rendus de l'Institut, t. LXXVI, p. 1594.

liqueur, on précipite l'argent, soit par l'acide chlorhydrique jusqu'à neutralisation exacte, soit par l'acide sulfhydrique. Dans ce dernier cas, on se débarrasse de l'hydrogène sulfuré dissous par l'ébullition ; et je noterai en passant, que dans mes expériences, cette ébullition a toujours été accompagnée d'une odeur allylique très-prononcée.

On obtient en tout cas une liqueur, on peut dire incolore, qu'il suffit de mettre dans le vide sur de l'acide sulfurique pour obtenir, après évaporation de l'eau, un résidu à peine teinté d'une nuance jaunâtre. Ce résidu est en général de consistance pâteuse, très-hygrométrique, insoluble dans l'éther, soluble en partie dans l'alcool qui sépare des matières alcalines et terreuses.

Si, au lieu d'évaporer dans le vide à la température ordinaire, on opère au bain-marie, la matière se colore, et il faut ensuite recourir au noir animal; en outre la vapeur d'eau entraîne une partie du produit et le rendement est plus faible.

J'ai observé notamment, qu'en distillant la solution aqueuse dans un alambic fermé, dans le but d'éviter l'accès de l'air, le liquide recueilli dans le récipient, évaporé soigneusement dans le vide sec, fournit toujours une trace de composé incolore, très-déliquescent, insoluble dans l'éther, soluble dans l'alcool. Ce résultat est obtenu, soit que l'on opère dans le vide, soit à la pression ordinaire. Non-seulement la vapeur d'eau entraîne avec elle des traces de ce corps; cela existe même pour la vapeur d'alcool à la température du bain-marie.

Le résidu de la première évaporation est décoloré par le noir animal, si l'on a eu recours au bain-marie. Dans le cas contraire, il est directement repris par l'alcool absolu à la température ordinaire, et comme il a d'ordinaire une légère réaction acide, on y ajoute une trace de chaux éteinte pour neutraliser.

La solution alcoolique ainsi obtenue, et filtrée pour séparer les corps insolubles, est évaporée dans le vide. On obtient dans ces conditions un nouveau résidu entièrement transparent, à peine teinté, solide à la température ordinaire, très-déliquescent, où doit se trouver rassemblée toute la glycérine. Nous examinerons plus tard ses caractères physiques et chimiques.

Dans la première série (produit bouillant de 85° à 105°), le rendement a été environ le quart ou le cinquième du composé chloré mis en expérience.

La seconde série (composés bouillants dans le vide de 105° à 120°), soumise à un traitement identique au précédent, a fourni un rendement sensiblement supérieur, attéignant même parfois le tiers en volume du corps chloré, mis en tubes scellés. Notons qu'à l'ouverture des tubes on n'a eu, pour ainsi dire, aucun dégagement du gaz, non plus que dans la série précédente.

Pour la troisième série, le traitement a été exécuté sur les composés chlorés bouillant de 120° à 135° environ dans le vide.

Le résultat est différent, suivant qu'on l'envisage après la première évaporation. c'est-à-dire venant de l'eau, ou bien après la reprise par l'alcool.

Le premier résidu est plus abondant que dans les deux autres séries, il présente du reste les mêmes caractères.

Le second résidu, au contraire, serait plutôt plus faible que pour la seconde série.

On aurait donc, dans cette troisième série un mélange de deux corps dont l'un serait soluble dans l'alcool, l'autre beaucoup moins, sinon pas du tout. C'est un point à élucider plus tard.

Comme la glycérine doit être soluble dans l'alcool, il s'ensuit que le rendement en glycérine diminue dans cette dernière série. Le maximum a donc eu lieu de 105° à 120°, ce, qui nous conduit à admettre, pour la trichlorhydrine butylique que nous avons eu entre les mains, un point d'ébulition voisin de 110°-115° dans le vide, ou 185°-190° à la pression normale (1).

En résumé, dans cette action de l'eau sur les corps chlorés dont la composition répond à $C^8H^7Cl^3$, $C^8H^6Cl^4$, $C^8H^5Cl^5$, ainsi que le prouvent les résultats inscrits aux pages 46 et 47, ce qui se dissout est fourni surtout par les deux corps $C^8H^7Cl^3$ et $C^8H^6Cl^4$.

C'est ce que viennent confirmer encore les résultats suivants, tirés de l'examen des résidus.

J'entends par là les matières visqueuses, noirâtres, insolubles dans l'eau, qui surnagent à la partie supérieure du liquide contenu dans les tubes. On peut facilement les rassembler au moyen d'un traitement à l'éther qui s'en empare et les abandonne ensuite par évaporation spontanée.

Cette substance, de nature complexe, m'a paru se produire en moins grande quantité dans les tubes quand on avait soin de diviser en deux portions le temps de chauffe, en ayant la précaution de changer l'eau, en sorte que la teneur en hydracide demeure aussi faible que possible.

La matière poisseuse, après le départ de l'éther, a été soumise à la dilatation, les dernières portions d'éther se sont d'abord évaporées, puis vers 100° il a passé un peu d'eau, la température s'est élevée ensuite très-rapidement jusque vers 195° et il a commencé à distiller surtout à partir de 200° un liquide clair ; vers 210° la décomposition commence ; il se produit des vapeurs d'acide chlorhydrique. Vers 225°, cette décomposition est très-notable, et on a arrêté l'opération.

(1) Comparer ces résultats avec ce qui   été dit dans le chapitre précédent, à propos de la composition centésimale des corps chlorés II et III, pages 48 et 49.

On avait donc une certaine quantité d'un corps volatil, entre 195° et 225°, divisée en deux portions, l'une de 195° à 210°, l'autre de 210° à 225°.

Un accident de laboratoire a fait perdre la première, la seconde neutralisée par la chaux, pour enlever l'acide chlorhyque libre, s'est présentée sous la forme d'un liquide à peine teinté, d'une densité voisine de 1,7 à 20°, bouillant ainsi que nous venons de le voir, entre 210° et 220°, et qui a fourni à l'analyse les résultats suivants.

$$\text{Matière employée. } 0,328$$
$$\text{Chlore} \dots\dots\dots 0,251$$

En centièmes 76,9 ce qui correspond à la formule : $C^8H^5Cl^5$ qui doit fournir 77,0.

C'est donc le corps $C^8H^5Cl^5$ principalement qui reste inattaqué par l'eau dans les conditions ci-dessus énoncées.

La densité du liquide et le point d'ébullition s'accordent avec la composition centésimale pour désigner le corps $C^8H^5Cl^5$.

— Reprenons maintenant, pour ne plus le quitter, l'examen du résidu de l'évaporation dans le vide des liquides aqueux. Nous avons vu que le traitement par l'alcool absolu, à froid, le sépare en deux portions : l'une soluble, l'autre insoluble, dont nous ne parlerons plus dans le cours de ce travail, quoiqu'elle ne soit peut-être pas moins intéressante que la portion soluble.

Le traitement par l'alcool absolu froid a été réitéré plusieurs fois.

Les résidus des différentes solutions alcooliques après l'évaporation de l'alcool ont été réunis, repris encore dans l'alcool, enfin abandonnés plusieurs jours dans le vide, en présence de l'acide sulfurique bouilli.

On obtient ainsi une masse légèrement jaunâtre, d'une consistance butyreuse, poisseuse et très-déliquescente, neutre au tournesol.

Quand on abandonne pendant plusieurs jours la substance à elle-même, à l'abri de l'humidité, on voit s'y former des cristaux qui finissent par envahir toute la masse.

Ces cristaux, terminés en pointes octaédriques sont eux-mêmes déliquescents.

La masse solide, en présence de l'humidité de l'air, ne tarde pas à devenir visqueuse, puis fluide, et passe à l'état de sirop épais.

La substance, chauffée sur une lame de platine, se fond d'abord en une huile très-mobile. Bientôt il se dégage des gaz inflammables; la matière se boursoufle, se charbonne, et il reste finalement un très-léger résidu calcaire, ce qui ne paraîtra pas étrange, puisque l'on sait depuis M. Berthelot que la glycérine dissout la chaux.

La saveur est d'abord chaude, et comme alcoolique elle devient ensuite douce, et laisse en dernier lieu un arrière-goût un peu amer.

Chauffée avec de l'iodure de phosphore, la substance est violemment attaquée ; il se dégage des gaz inflammables, d'odeur piquante, dont une partie se condense en stries huileuses sur les parois du tube.

En même temps la matière noircit et se boursoufle, et l'on chauffe énergiquement, il peut y avoir inffammation spontanée du résidu resté au fond du tube.

— Nous avons vu que cette matière est soluble dans l'eau et dans l'alcool, insoluble dans l'éther.

Soumise à la distillation dans le vide, la substance n'a commencé à distiller qu'à 240° environ, ce qui porterait son point d'ébullition vers 315° environ à la pression normale (*a*).

Je rappellerai, comme confirmation, ce que nous avons dit plus haut de l'entraînement, par la vapeur d'eau et même d'alcool, d'une substance déliquescente, insoluble dans l'éther, soluble dans l'alcool.

Enfin, comme nous le verrons plus bas, cette substance dissout la chaux et même forme avec elle une combinaison cristallisée, détruite par la seule addition de l'eau.

Tous ces caractères, on le voit, se rapprochent de très-près de ceux de la glycérine (*b*). L'origine du corps en question, d'autre part, établit qu'il appartient à la série butylique, et peut-être déjà semblera-t-il qu'on pourrait à la rigueur tenir pour démontrée l'existence d'une butylglycérine.

Je ne crois pas qu'il en ait été apporté davantage en faveur de l'amylglycérine qui présente avec la nouvelle substance les analogies les plus étroites.

Cependant il est deux sources de renseignements dont l'importance n'échappera à personne . d'une part, la composition centésimale ; de l'autre, les preuves tirées de la triatomicité de l'alcool.

Pendant longtemps, je dois le dire, la composition centésimale du produit que j'avais entre les mains m'a porté à penser que j'avais affaire à un corps de formule $C^8H^{10}O^8$, c'est-à-dire tétratomique et non triatomique, ou du moins à un mélange dans lequel aurait dominé $C^8H^{10}O^8$.

(*a*) Cette distillation s'effectue difficilement et vers la fin la matière se boursoufle et même brunit notablement, ce qu'il faut attribuer, je crois, à la présence de la chaux.

(*b*) L'action du nitrate d'argent et celle du nitrate d'argent ammoniacal est entièrement comparable à ce qui se passe avec la glycérine ordinaire. C'est-à-dire que, pour que la réduction se fasse, il faut chauffer, encore est-elle difficilement rendue complète.

En effet, plusieurs dosages concordants entre eux me donnaient des chiffres voisins de 40 pour cent en carbone. $C^8H^{10}O^8$ exige 39,34.

. Je vais donner un exemple de ces dosages :

> 0,243 de matière ont fourni :
> Acide carbonique 0,354, et eau 0,342.

ce qui donne en centièmes 40,32 pour le carbone.

Mais cette manière de voir ne s'accordait pas avec les nombreuses redissolutions dans l'alcool absolu et froid, par lesquelles le corps avait passé. En effet, l'érythrite est insoluble dans l'alcool froid, et s'il y avait lieu d'y penser, ce n'était pas dans la solution alcoolique, mais plutôt dans les résidus insolubles dans ce véhicule, qu'il fallait s'attendre à la rencontrer. — Ceci, au surplus, est un point qui appelle un prochain examen de ces mêmes résidus.

Des preuves plus décisives, ce me semble, m'ont été fournies par les observations suivantes.

D'abord nous avons dit plus haut que la calcination sur la lame de platine, laisse d'une manière constante un petit résidu calcique.

Ce résidu, dosé plusieurs fois, m'a paru demeurer constant et se rapprocher du 10e environ du poids de la substance.

Je me suis reporté alors aux cristaux obtenus plus haut, 0 gr. 045 de ces cristaux m'ont fourni 0,0045 de résidu, soit un dixième de chaux.

Avec ces mêmes cristaux, j'ai ensuite effectué une combustion qui m'a donné pour résultat :

> Matière employée 0 gr. 319, ont fourni :
> Eau............... 0,502   ou bien $H = 0,54$
> Acide carbonique.. 0,475   — $C = 0,13$

Pour transformer en centièmes, nous avons calculé, non plus sur 0,319, mais sur $0,319 \times \frac{9}{10}$ c'est-à-dire 0 gr. 288.

Le calcul donne alors $\overset{\cdot}{C} = 45,14$ pour cent. La butylglycérine doit donner 45,28.

L'hydrogène est un peu fort, mais, en dehors des erreurs d'expérience, il est possible aussi que la fixation de la chaux entraîne celle d'une petite quantité d'eau sur la molécule butylique.

Ce résultat est d'autant plus important, qu'en appliquant les conséquences aux dosages de carbone cités plus haut, ces dosages prennent une grande signification et viennent corroborer complètement les résultats précédents.

Nous avions, en effet, trouvé 40,32 pour cent de carbone, il suffit d'y ajouter en plus le dixième dû à la présence de la chaux, et alors nous arrivons au chiffre 44,3, qui est presque identique au chiffre théorique.

Cette première difficulté, provenant de la composition centésimale, me paraît donc écartée. Il s'en présente de suite une nouvelle tirée de cette même présence de la chaux en proportion constante. On pourrait, en effet, se trouver en présence d'une combinaison saline ou autre.

Recourons encore à l'expérience. Quand on traite par l'eau les cristaux qui ont servi au dernier dosage de carbone, on les voit se dissoudre très-rapidement, mais en même temps la chaux se sépare. La liqueur, d'abord trouble, s'éclaircit, et il se forme un dépôt blanc.

Si l'on a eu soin de peser l'eau et les cristaux employés on peut ensuite doser la chaux qui existe en dissolution, après complet éclaircissement de la liqueur. C'est ce qui a été fait.

Le dosage a fourni les résultats suivants :

0,640 de liquide contenant 0,240, de matière, ont fourni 0,019 de chaux, c'est-à-dire moins d'un douzième, et il n'y avait que deux volumes d'eau environ pour un de cristaux. La combinaison en question se détruit donc avec la plus grande facilité par l'eau.

Reste à établir la fonction triatomique du nouveau corps par la préparation d'un éther triacide. C'est ce que je suis en train d'expérimenter actuellement. Mais, bien que j'aie déjà quelques données sur la combinaison de cet alcool avec les acides, ces expériences, je dois le dire, ne me permettent pas encore de trancher ce point si important.

C'est dire que ces recherches seront poursuivies, c'est dire aussi pourquoi je ne donne pas à mes conclusions la forme arrêtée à laquelle j'espère qu'elles arriveront plus tard.

Les résultats généraux de ce travail sont consignés dans l'Introduction, je n'ai pas à les énumérer ici ; ils sont d'ailleurs incomplets encore.

Je tiens à ajouter seulement que je ne pouvais pas avoir, et que je n'ai jamais eu la prétention de parcourir, dans son entier, un ensemble comme celui que présente l'étude des composés chlorosubstitués dans la série butylique et celle de leurs dérivés.

Trop de choses me manquaient pour cela, et, pour ne parler que du temps, le temps lui-même m'a fait défaut.

En outre, dans un sujet de cette étendue, les questions nouvelles surgissent à chaque pas ; j'ai à peine effleuré ou indiqué les unes, d'autres sont passées sous silence ; tout cela est à reprendre et à approfondir.

J'ai donc cherché, en premier lieu, à restreindre successivement la question, en laissant systématiquement de côté les points que je ne pouvais aborder encore. Il va sans dire que je m'efforcerai de développer ces premiers résultats et de les compléter plus tard.

Aussi, en soumettant dès à présent à l'appréciation de

mes juges ces recherches incomplètes encore, mais avant tout modestes, je dois faire appel à leur indulgence.

Ils sauront, je n'en doute pas, faire la part des difficultés que j'ai rencontrées et décider du degré de certitude auque je suis arrivé.

Paris. A. PARENT, imprimeur de la Faculté de Médecine, rue Mᵉ-le-Prince, 31.